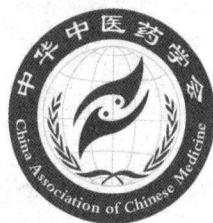

团 体 标 准

U0711606

中医耳鼻喉科临床诊疗指南

2019-01-30发布   2020-01-01实施

中华中医药学会 发布

图书在版编目（CIP）数据

中医耳鼻喉科临床诊疗指南/中华中医药学会编.—北京：
中国中医药出版社，2020.4
ISBN 978 - 7 - 5132 - 5743 - 5

Ⅰ.①中…　Ⅱ.①中…　Ⅲ.①中医五官科学 - 耳鼻咽
喉科学 - 指南　Ⅳ.①R276.1 - 62

中国版本图书馆 CIP 数据核字（2019）第 219585 号

中华中医药学会
中医耳鼻喉科临床诊疗指南

*

中 国 中 医 药 出 版 社 出 版
北京经济技术开发区科创十三街 31 号院二区 8 号楼
邮政编码 100176
网址 www. cptcm. com
传真 010 - 64405750
河北省武强县画业有限责任公司印刷
各地新华书店经销

*

开本 880×1230　1/16　印张 1.5　字数 37 千字
2020 年 4 月第 1 版　2020 年 4 月第 1 次印刷

*

书号 ISBN 978 - 7 - 5132 - 5743 - 5　定价 40.00 元

*

社长热线　010 - 64405720
购书热线　010 - 89535836
维权打假　010 - 64405753

微信服务号　zgzyycbs
微商城网址　https://kdt.im/LIdUGr
官方微博　http://e.weibo.com/cptcm
天猫旗舰店网址　https://zgzyycbs.tmall.com

如有印装质量问题请与本社出版部联系（010 - 64405510）
版权专有　侵权必究

序　言

　　为落实好 2014 年中医药部门公共卫生服务补助资金中医药标准制修订项目工作任务，受国家中医药管理局政策法规与监督司委托，中华中医药学会开展对中医临床诊疗指南制修订项目进行技术指导和质量考核评价、审查和发布等工作。此次中医临床诊疗指南制修订项目共计 240 项，根据学科分为内科、外科、妇科、儿科、眼科、骨伤科、肛肠科、皮肤科、糖尿病、肿瘤科、整脊科、耳鼻喉科 12 个专业领域，分别承担部分中医临床诊疗指南制修订任务。根据《2015 年中医临床诊疗指南制修订项目工作方案》（国中医药法监法标便函〔2015〕3 号）文件要求，中华中医药学会成立中医临床诊疗指南制修订专家总指导组和 12 个学科领域专家指导组，指导项目组按照双组长制开展中医临床诊疗指南制修订工作（其中有 8 个项目未按期开展）。在中医临床诊疗指南制修订专家总指导组的指导下，中华中医药学会组织专家起草印发了《中医临床诊疗指南制修订技术要求（试行）》《中医临床诊疗指南制修订评价方案（试行）》《中医临床诊疗指南（草案）格式说明及规范（试行）》等文件，召开中医临床诊疗指南制修订培训会及论证会 20 余次，组织专家 280 余人次召开 25 次中医临床诊疗指南制修订项目审查会，经 2 次中医临床诊疗指南制修订专家总指导组审议，完成中医临床诊疗指南制修订工作。其中，有 171 项作为中医临床诊疗指南发布，56 项以中医临床诊疗专家共识结题，5 项中医临床诊疗专家建议结题。按照中医临床诊疗指南制修订审议结果，结合各项目组实际情况，对中医临床诊疗指南进行编辑出版，供行业内参考使用。

　　附：中医临床诊疗指南制修订专家总指导组和中医耳鼻喉科临床诊疗指南制修订专家指导组名单

目　次

T/CACM 1234—2019　中医耳鼻咽喉科临床诊疗指南　鼻疗 ……………………………… 1

T/CACM 1301—2019　中医耳鼻咽喉科临床诊疗指南　慢喉痹 ……………………………… 9

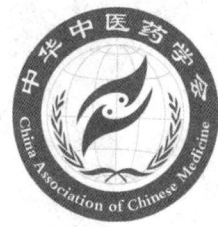

团 体 标 准

T/CACM 1234—2019

中医耳鼻喉科临床诊疗指南
鼻　疗

Clinical guidelines for diagnosis and treatment of otolaryngology in TCM
Nasal furuncle

2019-01-30 发布

2020-01-01 实施

中华中医药学会 发布

前　言

本指南按照 GB/T 1.1—2009 给出的规则起草。

本指南由中华中医药学会提出并归口。

本指南主要起草单位：江西中医药大学附属医院、广东省中医院、江苏省中医院、北京中医药大学东方医院、北京中医药大学东直门医院、山东中医药大学附属医院、黑龙江中医药大学附属第一医院、湖南中医药大学第一附属医院、重庆市永川区中医院、南昌市洪都中医院、新余市中医院。

本指南主要起草人：陶波、李云英、陈小宁、王嘉玺、刘建华、周凌、王仁忠、朱镇华、何中美、胡启煜、张勇辉、陈丹、韩淑萍。

引　言

　　鼻疗是耳鼻喉科常见病，制订本指南主要目的是推荐有循证医学证据的鼻疗的中医药诊断与治疗方法，指导临床医生、护理人员规范使用中医药进行实践活动，加强对鼻疗患者的管理，提高患者及其家属对鼻疗防治知识的认识。

　　对于鼻疗的防治，中医具有传统特色和优势，特别是外治法，本指南规范了鼻疗的中医诊断、辨证、治疗，以及预防和调摄。

中医耳鼻喉科临床诊疗指南　鼻疔

1　范围

本指南规定了鼻疔的诊断、辨证和治疗。

本指南适用于鼻疔的诊断和治疗。

本指南适合中医科、耳鼻喉科、治未病科等相关临床医师使用。

2　术语和定义

下列术语和定义适用于本指南。

2.1

鼻疔 Nasal furuncle

鼻疔是指发生在鼻尖、鼻翼、鼻前庭等部位，以局部红肿疼痛、呈粟粒状突起，或有脓点为特征的鼻部疾病。若因邪毒壅盛，正气虚弱，以致邪毒内陷，可转为疔疮走黄之重症而危及生命。

西医学的"鼻疖"属于本病范畴。

3　诊断

3.1　诊断要点

3.1.1　病史

多有挖鼻、拔鼻毛等鼻部损伤史，部分病人可有消渴病史。

3.1.2　临床症状

以鼻部疼痛为主，成脓时有跳痛。可伴有发热、头痛等周身不适症状。若疔疮走黄可出现头痛如劈、憎寒壮热，或神昏谵语、烦躁呕恶等。

3.1.3　局部检查

鼻前庭、鼻尖或鼻翼处可见丘状隆起，周围红肿发硬，触之疼痛，疔肿成熟后，顶有黄白色脓点。若疔疮走黄则见疮头紫暗、顶陷无脓、根脚散漫、鼻肿如瓶、目胞合缝等。

3.1.4　实验室检查

血象：感染严重者，可出现白细胞总数增多，中性粒细胞比例升高。

3.2　鉴别诊断

鼻疳：鼻疔病变较局限，以疼痛为主；鼻疳病变范围较广，痒痛症状明显，表现为鼻孔处皮肤潮红、糜烂、流水、结痂等。

4　辨证

4.1　邪毒外袭，火毒上攻证

外鼻部局限性红肿疼痛，继而丘状隆起，状如粟粒，根脚坚硬，焮热疼痛。疔肿成熟后，疮顶现黄白色脓点，顶高根软。可伴有发热、头痛、周身不适等症状。舌质红，苔白或黄，脉浮数。

4.2　火毒炽盛，内陷营血证

疮头紫暗，顶陷无脓，根脚散漫，鼻肿如瓶，目胞合缝，头痛如劈。可伴有高热、烦躁、呕恶、神昏谵语、痉厥、抽搐、烦渴引饮、大便燥结等症。舌质红绛，苔厚黄燥，脉洪数。

5　治疗

5.1　治疗原则

治疗本病以清热解毒消肿为原则。

5.2　分证论治

5.2.1　邪毒外袭，火毒上攻证

治法：清热解毒，消肿止痛。

主方：五味消毒饮（《医宗金鉴》）加减。（推荐级别：B）热毒明显，可配合黄连解毒汤加减。（推荐级别：B）

常用药：金银花、野菊花、蒲公英、紫花地丁、紫背天葵等。若恶寒发热，可加荆芥、防风等以疏风解表。

5.2.2 火毒炽盛，内陷营血证

治法：泻火解毒，清营凉血。

主方：黄连解毒汤（《肘后备急方》）合犀角地黄汤（《外台秘要》）加减。（推荐级别：B）

常用药：黄芩、黄连、黄柏、栀子、生地黄、芍药、丹皮等。如出现神昏谵语，可加服安宫牛黄丸、至宝丹或紫雪丹，以清心开窍、镇痉息风；若病情日久，气阴耗伤，脉象虚弱，宜用生脉散，以补益气阴。

5.3 中成药

——邪毒外袭，火毒上攻证：牛黄解毒丸、黄连上清片、六神丸、三黄丸等以清热解毒、消肿止痛。（推荐级别：C）

——火毒炽盛，内陷营血证：安宫牛黄丸等以清心开窍、镇痉息风。（推荐级别：C）

5.4 外治法

5.4.1 外敷

鼻疔初起或成脓未溃，可用金黄膏、紫金锭、六神丸等具有清热解毒、消肿止痛功效的中药外敷患处。（推荐级别：B）

5.4.2 排脓

脓成顶软者，挑破脓头，取出脓栓。禁挤压，以免疔疮走黄。

5.5 刺血疗法

取耳尖、少商等穴用三棱针点刺放血。（推荐级别：D）

6 预防和调摄

——戒除挖鼻及拔鼻毛习惯。

——积极治疗各种鼻病，控制好糖尿病等全身性疾病，保持鼻部清洁，以防染毒。

——注意休息，饮食宜清淡，忌食辛辣炙煿、肥甘厚腻之品，保持大便通畅。

——禁早期切开引流及挤压、挑刺、艾灸，以免脓毒扩散。

参 考 文 献

[1] 熊大经，刘蓬．全国中医药行业高等教育"十二五"规划教材·中医耳鼻咽喉科学［M］．北京：中国中医药出版社，2014.

[2] 田道法．全国中医药行业高等教育"十二五"规划教材·中西医结合耳鼻咽喉科学［M］．北京：中国中医药出版社，2013.

[3] 王士贞．新世纪（第二版）全国高等中医药院校规划教材·中医耳鼻咽喉科学［M］．北京：中国中医药出版社，2007.

[4] 梁润旋．中西医结合治疗鼻疖240例［J］．暨南大学学报，1995，16（4）：106.（证据分级：Ⅴ；MINORS 条目评分：13分）

[5] 王云芳．五味消毒饮治疗耳鼻部疖肿63例疗效观察［J］．陕西中医学院学报，1999，6（17）：22－23.（证据分级：Ⅴ；MINORS 条目评分：13分）

[6] 陶子迷．五味消毒饮治疗痈、疔疮、疖肿103例［J］．广西中医药，1985（4）：45.（证据分级：Ⅴ；MINORS 条目评分：13分）

[7] 凌云鹏．疔的证治概述［J］．江西中医药，1959（7）：42.（证据分级：Ⅴ）

[8] 李颉．疔疮的治疗法［J］．中级医刊，1957（1）：23.（证据分级：Ⅴ）

[9] 沈曙明．疔疮证治刍议［J］．江苏中医药，2003，24（4）：37.（证据分级：Ⅴ）

[10] 顾伯华，陆德铭．中西医综合治愈疔疮"走黄"20例报导［J］．上海中医药杂志，1965，9（12）：23－25.（证据分级：Ⅴ；MINORS 条目评分：9分）

[11] 唐德智．加味金黄膏外敷治疗阳证疖肿150例［J］．中医外治杂志，2010，19（2）：18－19.（证据分级：Ⅰ；改良 Jadad 量表评分：3分）

[12] 谭辉，张霖，孙银．金黄膏在颌面部疖肿的临床应用［J］．新疆中医药，2014，32（5）：22－24.（证据分级：Ⅱ；改良 Jadad 量表评分：5分）

[13] 刘涛，黄俊萍．金黄膏配合红蓝光治疗皮肤疖肿［J］．光明中医，2014，29（3）：280.（证据分级：Ⅰ；改良 Jadad 量表评分：3分）

[14] 蒋中秋．干祖望教授药物外治十三法经验［J］．南京中医学院学报，1992，8（4）：242.（证据分级：Ⅴ）

[15] 张坤．中医药内外合治疔疮走黄28例［J］．新中医，2003，35（4）：50－51（证据分级：Ⅴ；MINORS 条目评分：11分）

[16] 蒋作贤，张卫华．火针加拔罐治疗头面部单发性疖肿30例［J］．陕西中医，1986，02：74.（证据分级：Ⅴ；MINORS 条目评分：10分）

[17] 王占慧，刘凌．刺络疗法治疗疖肿28例［J］．上海针灸杂志，2006，10（25）：20.（证据分级：Ⅴ；MINORS 条目评分：10分）

[18] 黄冰林．谢强五官科刺血微创疗法探析［J］．江西中医药，2010（10）：11.（证据分级：Ⅴ）

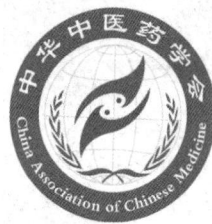

团 体 标 准

T/CACM 1301—2019
代替 ZYYXH/T 317—2012

中医耳鼻喉科临床诊疗指南
慢喉痹

Clinical guidelines for diagnosis and treatment of otolaryngology in TCM
Chronic pharyngitis

2019-01-30 发布

2020-01-01 实施

中华中医药学会 发布

前　　言

本指南按照 GB/T 1.1—2009 给出的规则起草。

本指南代替了 ZYYXH/T 317—2012 中医耳鼻喉科常见病诊疗指南·慢喉痹，与 ZYYXH/T 317—2012 相比主要技术变化如下：

——增加了鉴别诊断"梅核气"的内容（见 3.2.3）；

——增加了分证论治中四个证型推荐方剂的推荐强度和证据级别（见 5.2.1、5.2.2、5.2.3、5.2.4，2012 年版的 5.2.1、5.2.2、5.2.3、5.2.4）；

——增加了中成药、体针、灸法、耳针及耳穴贴压等治疗方法的推荐强度和证据级别（见 5.3、5.4.1、5.4.2、5.4.3，2012 年版的 5.3、5.4.1、5.4.2、5.4.3）；

——增加了"预防与调摄"（见 6）；

——修改了指南"范围"的内容（见 1，2012 年版的 1）；

——修改了"术语和定义"的内容（见 2，2012 年版的 2）；

——修改了"病史"的内容（见 3.1.1，2012 年版的 3.1.1）；

——修改了"临床症状"的内容（见 3.1.2，2012 年版的 3.1.2）；

——修改了"局部检查"的内容（见 3.1.3，2012 年版的 3.1.3）；

——修改了"治疗原则"的内容（见 5.1，2012 年版的 5.1）

本指南由中华中医药学会提出并归口。

本指南主要起草单位：云南省中医医院。

本指南参加起草单位：广州中医药大学第一附属医院、中国中医科学院西苑医院、北京中医药大学东直门医院、上海市中医医院、黑龙江中医药大学附属第一医院、湖北省中医院、成都中医药大学附属医院、玉溪市中医医院、昭通市中医医院、曲靖市中医医院、云南中医药大学。

本指南主要起草人：黄春江、刘静、阮岩、郭裕、周凌、刘建华、邓可斌、蒋路云、常戎、刘彬、罗方梅、施志强。

本指南于 2012 年 7 月首次发布，2019 年 1 月第一次修订。

引　言

　　慢喉痹为耳鼻喉科常见病、多发病。2012 年 7 月第一次制订了《中医耳鼻喉科常见病诊疗指南·慢喉痹》（ZYYXH/T 317—2012），已经在临床应用了 6 年多，在临床中起到了一定指导作用，根据国际惯例，定期要对指南进行修改，结合最新的研究进展，对指南进行更新，更好地指导临床诊疗，服务广大患者。

　　本指南的修订是借鉴国际指南修订惯例，同时结合中医特点，按照 GB/T 1.1—2009 给出的规则起草，按照《中医临床诊疗指南编制通则》相关标准要求进行修订，本指南与 ZYYXH/T 317—2012 相比，最大的进步是结合了循证医学证据，并以证据为基础，做出等级推荐，同时在全国同行间广泛征求意见，凝聚共识，以便更好地推广应用。

　　请注意本指南的某些内容可能涉及专利。本指南的发布机构不承担识别这些专利的责任。指南修订资金来自中央专项资金资助，无潜在利益关系。

中医耳鼻喉科临床诊疗指南　慢喉痹

1　范围

本指南规定了慢喉痹的诊断、辨证和治疗。

本指南适用于慢喉痹的诊断和治疗。

本指南适合耳鼻喉科、中医科等相关临床医师使用。

2　术语和定义

下列术语和定义适用于本指南。

2.1

慢喉痹 Chronic pharyngitis

慢喉痹是指长期反复咽部不适，以咽黏膜慢性充血，或肥厚，或萎缩为主要特征的疾病。

西医学的慢性咽炎等属于本病的范畴。

3　诊断

3.1　诊断要点

3.1.1　病史

可有急喉痹反复发作史，常有嗜好烟酒、辛辣食物史，或长期烟尘、有害气体刺激史。

3.1.2　临床症状

咽部可有干燥、异物感、灼热、轻微疼痛等不适，或咽痒咳嗽、干呕等。病程较长，时轻时重。

3.1.3　局部检查

咽黏膜可见慢性充血，或见咽侧索肥厚，咽后壁淋巴滤泡增生，甚者融合成片；或咽黏膜干燥萎缩。

3.2　鉴别诊断

3.2.1　慢乳蛾

慢乳蛾可有咽部干燥、异物感等症状，但同时可见腭扁桃体慢性充血、粘连，隐窝口可有栓塞物。

3.2.2　咽喉和食道肿瘤

咽喉和食道肿瘤可出现咽部异物感等症状，但进食时症状加重，咽喉及食道检查可见新生物；慢喉痹咽异物感仅在空咽时较明显，但无呼吸、吞咽障碍。

3.2.3　梅核气

梅核气是以咽部异物感如梅核梗阻，咯之不出、咽之不下为主要特征的疾病。多由情志失常，痰气凝结引起。咽黏膜无明显充血肿胀或肥厚改变。慢喉痹除咽部异物感外，咽部可见干燥、痒、灼热、轻微疼痛等不适感。咽黏膜可见慢性充血，或见咽侧索肥厚，咽后壁淋巴滤泡增生，甚者融合成片；或咽黏膜干燥萎缩等。

4　辨证

4.1　肺肾阴虚证

咽干少饮，隐隐作痛，午后较重，或咽部哽噎不利，干咳痰少而稠；或有手足心热，午后颧红，失眠多梦，耳鸣眼花；舌红，苔薄，脉细数。

4.2　脾气虚弱证

咽喉不舒，微干、微痒、微痛；口干不欲饮，或喜热饮，或恶心，呃逆反酸，倦怠乏力，少气懒言，或腹胀，胃纳欠佳，大便不调；舌质淡红，边有齿印，苔薄白，脉细弱。

4.3 脾肾阳虚证

咽部异物感，哽哽不利，痰涎稀白，病程日久，咽黏膜色淡；或有面白，形寒肢冷，腰膝冷痛，腹胀，食少，大便清稀；舌质淡胖，苔白，脉沉细。

4.4 痰凝血瘀证

咽部异物梗阻感，咽微痛，咳痰不爽；或恶心欲吐，胸闷不舒；舌质暗红，或有瘀斑、瘀点，苔薄白，脉弦滑。

5 治疗

5.1 治疗原则

治疗本病以扶正、利咽为原则。

5.2 分证论治

5.2.1 肺肾阴虚证

治法：养阴利咽。

主方：百合固金汤（《医方集解》）加减。（推荐强度：D；证据级别：Ⅲ）

常用药：生地黄、熟地黄、麦冬、百合、北沙参、浙贝母、当归、白芍、甘草。

5.2.2 脾气虚弱证

治法：益气利咽。

主方：补中益气汤（《脾胃论》）加减。（推荐强度：D；证据级别：Ⅲ）

常用药：黄芪、人参、白术、甘草、当归、茯苓、柴胡、白芍、升麻、陈皮。

5.2.3 脾肾阳虚证

治法：温阳利咽。

主方：附子理中汤（《阎氏小儿方论》）加减。（推荐强度：D；证据级别：Ⅲ）

常用药：附子、干姜、人参、白术、茯苓、陈皮、甘草。

5.2.4 痰凝血瘀证

治法：祛痰化瘀。

主方：贝母瓜蒌散（《医学新悟》）加减。（推荐强度：D；证据级别：Ⅲ）

常用药：贝母、瓜蒌皮、天花粉、橘红、桔梗、茯苓、赤芍、牡丹皮、红花、当归、玄参。

5.3 中成药

——六味地黄丸：适用于肺肾阴虚证（推荐强度：D；证据级别：Ⅲ）

——补中益气丸：适用于脾气虚弱证（推荐强度：D；证据级别：Ⅲ）

5.4 针灸疗法

5.4.1 体针

取肺俞、太溪、足三里为主穴，以尺泽、内关、三阴交等为配穴。每次主穴、配穴各取 1~2 穴，根据辨证采用补泻手法。（推荐强度：D；证据级别：Ⅲ）

5.4.2 灸法

取合谷、足三里、三阴交、血海、肺俞、肾俞等穴，悬灸或隔姜灸，每次 2~3 穴。适用于脾气虚弱证、脾肾阳虚证。（推荐强度：D；证据级别：Ⅲ）

5.4.3 耳针、耳穴贴压

耳针取咽喉、肺、肾、心、肾上腺、内分泌、神门；或可行耳穴贴压。（推荐强度：D；证据级别：Ⅲ）

——饮食有节，劳逸适度，起居有常，保暖防寒，预防感冒。忌过食辛辣醇酒及肥甘厚味。避免过烫，过冷食物刺激，保持大便通畅。

——尽量避免生活、工作中的不利环境及刺激，如烟、酒、粉尘及有害气体的刺激等。

——加强体育锻炼，增强自身的抵抗力。

——调畅情志，保持良好的心态。

——积极治疗急喉痹，积极治疗邻近器官疾病以防诱发本病，如伤风鼻塞、鼻窒、鼻渊、龋齿等。

参 考 文 献

［1］阮岩. 中医耳鼻咽喉科学［M］. 北京：人民卫生出版社，2012.

［2］中华中医药学会耳鼻喉科分会. 中医耳鼻咽喉科常见病诊疗指南［M］. 北京：中国中医药出版社，2012.

［3］Jadad AR, Moore RA, Carroll D, et al. Assessing the quality of reports of randomized clinical trials: is blinding necessary［J］. Control Clin Trials, 1996, 17（1）：1-12.

［4］Moher D, Hopewell S, Schulz KF, et al CONSORT 2010 explanationand elaboration: updated guidelines for reporting parallel grouprandomised trials［J］. BMJ, 2010, 340：c869.

［5］刘建平. 传统医学证据体的构成及证据分级的建议［J］. 中国中西医结合杂志，2007，27（12）：1061-1065.